ÉTUDES

SUR LES

ALIMENS ET LES NUTRIMENS

ET SUR LA

MÉTHODE NUTRIMENTIVE

DANS LES CAS DE VICE DE SÉCRÉTION DE L'ESTOMAC,

PAR LE DOCTEUR

LUCIEN CORVISART.

PARIS.

CHEZ LABÉ, LIBRAIRE DE LA FACULTÉ DE MÉDECINE,

PLACE DE L'ÉCOLE DE MÉDECINE, 23 (ancien 4).

—

1854

PUBLICATIONS DU MÊME AUTEUR.

RHUMATISME ARTICULAIRE AIGU (*Hémorrhagies capillaires et microscopiques dans cette affection*). — In Bulletins de la Société anatomique de Paris; 1848.

STRABISME DROIT OU DIRECT. — In Archives générales de médecine, 4ᵉ Sér., T. XXI; 1849.

VÉSICULES CLOSES, probablement glandulaires du péricarde. — In Bulletins de la Société anatomique de Paris; 1851.

RECHERCHES SUR LA DIGESTION DE L'ALBUMINE D'OEUF. — In Comptes-rendus de l'Académie des sciences; 1852.

TÉTANIE ou *Contracture idiopathique des extrémités.* Thèse. Paris, 1852.

SPERMATORRHÉE (*emploi de la Digitaline contre la*). — In Bulletin de thérapeutique; 1853.

Se trouvent chez **LABÉ**, libraire.

ÉTUDES

SUR LES

ALIMENS ET LES NUTRIMENS.

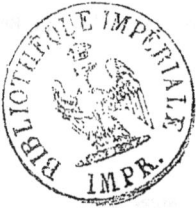

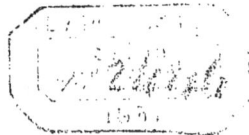

Publications de l'**Union Médicale**, Année 1854.

ÉTUDES

SUR LES

ALIMENS ET LES NUTRIMENS.

NOUVELLE MÉTHODE

POUR LE

Traitement des Malades dont l'Estomac ne digère point,

PAR LE DOCTEUR

LUCIEN CORVISART,

MÉDECIN (par quartier) de S. M. L'EMPEREUR,
Lauréat de la Faculté de médecine de Paris (médaille d'or), etc.

EXTRAIT D'UN MÉMOIRE

Lu le 28 Décembre 1853, à l'Académie impériale de médecine.

L'aliment n'est qu'une substance brute, d'une qualité toute inférieure ; par lui-même, il n'a aucune propriété pour entretenir la vie, il laisse périr d'inanition celui qui ne digère point ; de même que l'œuf brut reçoit tout à coup par la fécondation l'aptitude à faire un nouvel être, l'aliment brut par la digestion acquiert tout à coup une aptitude à nourrir, ou, si l'on veut, à faire vivre.

Lorsqu'il a acquis cette propriété élevée, je l'appelle *nutriment*.

Le nutriment a, par lui-même, la propriété de nourrir même celui qui ne digère pas ; c'est l'aliment ayant acquis l'aptitude vitale.

L'albuminose est un nutriment ; mais il est loin d'être le seul.

Il y a plusieurs nutrimens azotés ; il y a plusieurs manières de faire des nutrimens azotés ; plusieurs sortes de nutrimens azotés sont aussi nécessaires pour faire vivre que plusieurs alimens azotés et par la même raison.

On reconnaît un nutriment à ce qu'il agit à la manière des substances digérées, quand on l'introduit dans la profondeur des tissus, quoiqu'on ne lui permette pas de toucher les organes digestifs.

Toute substance soluble, qui n'est pas utilisable par l'économie, et qui y pénètre, est rejetée par les sécrétions (surtout l'urinaire), ainsi des poisons, des médicamens, ainsi des alimens bruts.

Toute substance utilisable, comme est le nutriment, est retenue, utilisée, et n'est pas rejetée par les urines.

L'injection dans les veines d'un animal, pourvu qu'on observe nombre de précautions opératoires, permet de reconnaître à l'instant un aliment d'un nutriment.

Ni les caractères physiques, comme croyait Spallanzani, etc., ni les caractères chimiques, comme il résulterait des travaux de M. Mialhe, ne peuvent faire reconnaître un nutriment ; le caractère physiologique ou organoleptique seul est irréfragable.

I. Les alimens de combustion, ou respiratoires destinés à entretenir la chaleur animale et le jeu des organes, ne font que passer dans l'organisme, n'y acquièrent qu'une organisation infime, et ne servent précisément qu'au moment où ils rentrent tout à fait dans le domaine des corps inorganiques. Aussi, si quelques-uns ont besoin, pour devenir nutrimens, d'une digestion, c'est d'une digestion tout élémentaire; la plupart n'en ont même pas besoin ; une opération purement chimique les convertit en nutriment (fécule convertie en glucose), il y en a même qui sont déjà nutriment (sucre de raisin, graisses). Il y a donc des nutrimens de combustion : 1º produits de digestion ; 2º produits de l'art; 3º naturels.

II. Les alimens de composition, ou azotés, sont destinés à former la substance de tout ce qui vit en nous, nos parties les plus organisées, et pour une longue durée. Les parties les plus organisées, la viande, le sang, le lait des animaux, les parties les plus complexes des végétaux nous les donnent ; mais tous se réduisent en albumine, fibrine, musculine, caséine, etc.; chacune de ces dernières substances a son analogue chez les animaux aussi bien que chez les végétaux ; herbivores, carnivores, omnivores s'alimentent, en définitive, avec les mêmes principes, dont la différence est d'avoir revêtu la forme de viande ou de gluten, par exemple, différence de forme et non de fond.

A L'albumine est l'un des alimens dont nous faisons l'usage le plus journalier et le plus étendu, soit dans le régime animal, soit dans le régime végétal.

1º A l'état cru, ce n'est qu'un aliment brut ; injectée dans les veines, elle passe (inutilisable, inutilisée) dans les urines ;

administrée à celui qui ne digère point, elle le laisse périr d'inanition et ne le nourrit point.

2º A l'état de coction (exemple : œuf dur) c'est un aliment encore plus brutal : elle n'est pas même soluble ni absorbable; injectée dans les veines, elle tue les animaux loin de les nourrir.

3º Dans la trame de l'œuf, cependant, il existe une faible quantité d'une matière que j'avais crue, dans un précédent mémoire, être le nutriment de l'embryon ; ses propriétés physiques et chimiques la rapprochant beaucoup de l'albuminose. J'ai injecté 1 gramme de cette matière dans les veines d'un lapin : elle a passé dans les urines. Ce n'est qu'un aliment ; elle n'a pas, par elle-même, la qualité nutrimentaire.

4º Par la cuisson prolongée trente heures, l'albumine acquiert les propriétés nutrimentaires que lui aurait données l'acte digestif. Ce n'est pas l'albuminose de M. Mialhe, cependant c'est un nutriment. Il ne passe point dans les urines quand on l'injecte dans les veines; il est directement utilisable par l'économie sans digestion préalable.

5º Avec l'albumine, la digestion fait un autre nutriment, l'albuminose; l'expérience la plus certaine montre que cette transformation a lieu aussi bien dans l'estomac de l'homme ou des animaux vivans, que dans des poches en caoutchouc (comme je l'ai expérimenté), introduites dans l'estomac de ces animaux ou dans des bocaux à la température du corps; que la seule condition indispensable et efficiente de cette transformation, ou nutriment, est le *principe digestif*; que celui des herbivores, celui des carnivores, celui qui est desséché, celui qui est purifié, les prises ou cuillerées nutrimentives qui le contiennent, ont la même force vive pour transformer l'albumine en nutriment. Dans toutes ces conditions variées, ce nutriment est fait : 1º avec ses mêmes propriétés physiques ; 2º avec ses mêmes propriétés chimiques ; 3º avec ses mêmes propriétés physiologiques. Injecté dans les veines d'un animal vivant, il ne passe pas dans les urines, il est retenu et utilisé par l'organisme ; il est complètement nutrimentaire pour toutes les espèces animales, à quelqu'espèce que soit due l'origine du principe digestif.

6º L'albumine qui, par la coction, a donné un nutriment, peut encore en donner sous l'influence du principe digestif.

7º Mais jamais on ne peut transformer ni dans l'estomac, ni dans des bocaux toute l'albumine en nutriment par le principe digestif ; il y a toujours une portion réfractaire.

8º Les deux nutrimens précédens, administrés aux malades qui ne digèrent point, les dispensent de se servir de leur estomac. En effet, ce dernier n'a pour usage que de faire des nutrimens. Or, on les lui donne tout faits.

C'est pour cela que, s'il est impuissant à faire le principe digestif, on n'a qu'à lui donner les prises ou cuillerées nutrimentives qui le contiennent avec sa force vive. Ne pouvant digérer sans lui, il digérera avec lui.

B La fibrine étant solide, insoluble, non absorbable, est un aliment brut.

1º La fibrine, dissoute par les acides très étendus d'eau, n'est encore qu'aliment et non nutriment. Elle est si peu nutriment, qu'injectée dans les veines d'un animal, loin d'être utilisée et de le nourrir, elle le tue.

Elle ne ressemble non plus au nutriment, ni par ses propriétés physiques, ni par ses propriétés chimiques : tout est différent.

2º La cuisson, prolongée dans l'eau, convertit une partie

de la fibrine alimentaire en un nutriment utilisable par l'économie, sans digestion préalable. Ce nutriment diffère de celui
que donne l'albumine dans les mêmes conditions.

3o Le principe digestif soit dans des bocaux, des poches en
caoutchouc, ou l'estomac, fait avec la fibrine un nutriment
différent de tous les précédens, mais toujours le même dans
chacune de ces conditions, toujours le même, que le principe
digestif vienne d'un herbivore ou d'un carnivore, qu'il soit
naturel, desséché, purifié, sous forme de prises ou cuillerées
nutrimentives, toujours alors pourvu des mêmes propriétés
physiques, chimiques ou physiologiques, toujours utilisé aussitôt quand on l'injecte dans les veines d'un animal, jouissant
pour les malades qui ne digèrent point, des mêmes propriétés
nutrimentaires.

4o Ce qu'on a appelé albumine caséiforme, est un nutriment.

C Le bouillon, l'osmazome ou extrait de viande, les pastilles
(alimentaires, des convalescens, etc.) répandues, qui en sont
composées en grande partie, sont plus que des alimens bruts,
mais ne sont pas des nutrimens parfaits.

Chacun des nutrimens précédens, qu'il soit obtenu : 1o par
la cuisson de l'albumine ; 2o par l'action du principe digestif
sur l'albumine ; 3o par la cuisson de la fibrine ; 4o par l'action
du principe digestif sur la fibrine ; 5o extrait de la viande, non
seulement diffère des autres, mais chacun a ses caractères
physiques propres, ses caractères chimiques propres, son degré
nutrimentaire propre.

On a prouvé qu'un seul aliment ne peut suffire à l'entretien
de la vie, c'est parce qu'il ne fournit qu'un seul nutriment.

De même qu'il faut associer les alimens dans l'alimentation, il faut associer les nutrimens dans la nutrimentation des malades dont l'estomac ne digère point. Les malades qui, ne digérant point, sont soutenus par les bouillons, les pastilles alimentaires, ne le doivent qu'aux nutrimens imparfaits qu'ils contiennent, et qui viennent de la cuisson. Ils sont insuffisans, parce que leur qualité nutrimentaire est imparfaite, et la variété des nutrimens trop restreinte. Il faut administrer un mélange d'un grand nombre de nutrimens, car un seul nutriment laisserait périr plus ou moins vite d'inanition comme un seul aliment.

Je le déclarai il y a dix-huit mois :

On peut nourrir les malades dont l'estomac, par faiblesse ou impuissance, ne digère point ; les nourrir, en se passant pour ainsi dire de leur estomac, faire ses fonctions et sans lui, et aussi bien qu'il les aurait faites lui-même, avec autant de profit pour la nutrition et l'entretien de la vie.

Les exemples de guérison qui ont été consignés dans la thèse du docteur Hérard (1), ceux que j'accumule pour un travail prochain, montrent, avec ce mémoire, que ce n'est point une vaine affirmation, car elle est appuyée par toutes sortes de preuves.

Qu'y a-t-il de plus simple, de plus naturel, de plus puissant que d'employer avec les prises ou cuillerées nutrimentives la force vive que renferme le principe digestif, cette force qui n'a de comparable que la force fécondante ?

Que n'a-t-on pas cependant cherché à objecter à leur usage ?

On a dit : *A* Sans doute le principe est bon, mais il est difficile de s'en procurer.... J'en ai employé des centaines de livres

(1) Thèse de concours pour une place de professeur agrégé à la Faculté, 1853.

pour mes expériences. — *B* C'est difficile à administrer.......
Qu'on voie et qu'on goûte les poudres, les prises nutrimentives, on verra qu'il est bien plus facile de les prendre,
que, par exemple, le sirop de quinquina et le sous-nitrate
de bismuth. — *C* Tous ces principes n'ont pas la même
force digestive....... Au contraire, tous sont ramenés exactement à la même force, aucune des doses ne diffère entre elles ;
on ne les mesure que de la sorte, en les éprouvant sur de la
fibrine, et non en les pesant (1). Chaque cuillerée ou prise est
un type physiologique.

Les prises et les cuillerées nutrimentives, forment l'ensemble de la réforme que je propose dans l'alimentation des
malades dont l'estomac ne digère point ; d'une méthode que
je propose avec la conviction de poursuivre une œuvre de
bien.

En attendant que je puisse donner un guide complet sur
son emploi, je crois devoir tracer les indications suivantes :

La méthode nutrimentaire ne s'adresse qu'aux maladies où
il y a viciation du principe digestif et de son action.

On sait que, dans une bonne digestion, les alimens azotés,
pris avec appétit, arrivent à l'estomac, s'y dissolvent, s'y
transforment en nutrimens, qu'ils passent doucement dans les
intestins où les parties absorbables sont absorbées, les autres
expulsées au dehors et sans diarrhée ; tous ces phénomènes
s'accompagnent d'un sentiment de bien-être.

Le dérangement de chacun de ces phénomènes peut dépen-
dre d'une viciation du principe digestif.

---

(1) On ne prend jamais que le principe venu du mouton. On a vu dans ce
mémoire, et les guérisons des malades prouvent que le principe digestif des carnivores
et des herbivores ne varie que par sa force, en concentrant et purifiant suffisamment,
il devient identique et imprime aux alimens les mêmes modifications physiques,
chimiques et nutrimentaires. Les médicamens paralysent, activent ou respectent de
même ces principes digestifs.

A SENSATIONS. — Le sentiment de pesanteur à l'estomac, le gonflement épigastrique douloureux, la tendance au sommeil, la céphalalgie et le malaise après le repas, indiquent que les alimens ne se digèrent point.

L'application de ma méthode a plus souvent réussi dans ce cas que lorsqu'il y avait des douleurs vives et atroces. Ces dernières douleurs montrent surtout qu'il y a une sensibilité très exagérée de la muqueuse de l'estomac. Cette exagération, si elle existe avec un défaut de sécrétion, devra être traitée par les narcotiques et cette méthode. Celle-ci même pourrait seule guérir cette exagération de sensibilité, si cette dernière n'était due qu'au défaut de secrétion qui, entravant la réparation par l'alimentation, rend l'estomac agacé, irritable (*sanguis frenat nervos*).

La lenteur de la digestion et les douleurs obtuses peuvent venir de ce que la paroi musculaire de l'estomac affaiblie ne triture plus suffisamment les alimens. Si cela est indépendant de la sécrétion de l'estomac, il faut donner de petites doses de noix vomique ou de strychnine : si cela vient de ce que la nutrition entravée ne ravive pas assez cette paroi musculaire, il faut employer la méthode nutrimentaire. Si les trois vices (de sensibilité, de trituration, de sécrétion) existaient, il faudrait employer simultanément les trois médications, mais chacune d'elles seulement pendant le temps voulu. L'interruption momentanée de chacune étant toujours là pour nous guider.

B VOMISSEMENS. — Ils peuvent également être causés par l'un des trois vices précédens.

Si, quoique rendus avant la deuxième heure de la digestion, les vomissemens sont fades, neutres ou alcalins, on est en droit d'attribuer le vomissement au vice de sécrétion. C'est une certitude si, quoique pris en petite quantité, les alimens azotés après la première heure de la digestion ne sont point ou presque point attaqués. La méthode nutrimentive trouve alors son application à peu près certaine.

D DIARRHÉE. — Elle est souvent provoquée par le passage, dans l'intestin, d'alimens non digérés à cause du défaut de sécrétion. Alors il faut employer cette méthode. Si la diarrhée, effet d'indigestion, y résistait, on pourrait croire que l'estomac laisse trop tôt passer les alimens dans l'intestin, soit par atonie, soit par une contraction trop facile. Les tétaniques ou les narcotiques devraient être employés associés ou non à cette méthode.

E ANOREXIE. — Elle coïncide souvent avec l'indigestion. Un effet inconstant, mais réel, des prises ou cuillerées nutrimentives, a été de rappeler l'appétit, même dès le deuxième repas.

F J'ai vu les érythèmes à la face, les taches hépatiques, tenant à l'indigestion habituelle, disparaître avec elle par les mêmes moyens.

On conçoit comment la méthode nutrimentive peut guérir, quand c'est surtout la faiblesse de l'estomac, le défaut de principe digestif, qui fait la maladie. Certaines chloroses, certaines dyspepsies, certaines convalescences des maladies graves, celle de la fièvre typhoïde, etc., sont dans ce cas.

Dans un grand nombre de maladies, le temps seul manque pour guérir, l'inanition. L'alimentation insuffisante, faute de principe digestif, entrave la guérison, si bien que le malade meurt avant, qu'on me passe l'expression, d'avoir eu le temps de guérir. Par la même méthode, ils peuvent guérir d'une manière indirecte. (Épuisement par l'hémorrhagie, etc.)

Le professeur baron Larrey a proposé ma méthode dans les cas d'anus contre nature, de gastrotomie. En chirurgie, elle peut être employée partout où l'estomac, par une cause quelconque, blessures, hémorrhagies, épuisement, etc., n'exerce plus ses fonctions. Je n'ai point eu l'occasion de voir si cette méthode pourrait rendre quelques services dans le sevrage des enfans.

Dans d'autres maladies incurables qui amènent un tel trouble, que le dépérissement a lieu malgré tout, on pourra prolonger, autant que possible, la vie des malades par la nutrimentation; mais celle-ci sera tout à fait impuissante si les forces assimilatrices sont perdues.

1º Toute préparation faite sous le nom de prise, cuillerée nutrimentives, a une énergie pareille.

2º Une prise ou une cuillerée nutrimentive a généralement suffi pour opérer la digestion d'une côtelette ou plus et d'un potage mangés par le malade. (Il est nécessaire de donner de la viande ou quelque aliment animalisé ou azoté.)

3º Si cette dose n'agit pas dans les trois premiers repas, et que deux prises ou deux cuillerées n'aient pas plus d'effet, il est probable que le vice de digestion ne tient pas à l'imperfection de la sécrétion.

4º En six repas, l'action des prises ou des cuillerées nutrimentives est jugée, surtout si pendant un ou deux repas on les a supprimées, car on a ainsi un contrôle. Mais l'action, quoique appréciable, peut être moins marquée au début que dans le cours de la médication, parce qu'à sa force viennent s'ajouter celles de l'estomac revenues par l'alimentation.

5° La prise nutrimentive se prend dans la première cuillerée de potage; la cuillerée (à bouche) doit être mêlée avec une cuillerée de sirop de sucre et prise au début du repas. La cuillerée de sirop nutrimentif remplit à elle seul ce but.

6° L'abondance des boissons aqueuses ou autres est nuisible à son action, si elles sont prises avant la deuxième heure accomplie de la digestion ou une heure avant le repas (il en est de même pour le thé et le café). Une température de 40+0 détruit toute vertu.

7° En général, tout médicament doit être proscrit pendant le même temps. Dans un travail presque terminé, nous montrerons l'action nuisible ou favorable de chaque médicament sur le principe digestif et l'estomac. Certains annulent tout pouvoir digestif; mais, dès à présent, je dois dire que 1 ou 2 centigr. d'hydrochlorate de morphine, de codéine pour les calmans, de strychnine pour les excitans musculaires, peuvent être administrés simultanément à la prise ou à la cuillerée nutrimentive; le lactate de fer, le valérianate de zinc à une dose inférieure à 5 centigr., le sous-nitrate de bismuth jusqu'à 2 grammes, peuvent l'être aussi.

Ces médicamens ne nuisent pas à l'action du principe digestif, mais il ne faut guère les administrer que si on a remarqué, avant l'emploi de ma méthode, qu'ils ont sur la digestion du malade une influence salutaire; car on pourrait attribuer au principe digestif une impuissance qui ne serait due qu'à l'influence fâcheuse de ces médicamens sur les fonctions de trituration ou de sensibilité de l'estomac.

8° Quant aux eaux alcalines de Vichy, etc., elles peuvent être prises deux heures après le repas, mais guère avant.

9° On fait usage des prises ou des cuillerées nutrimentives

quand on permet aux malades de manger des alimens anima-
lisés. Si on veut leur éviter absolument tout travail de digestion, on leur donne directement des nutrimens.

10° Il ne faut employer ma méthode que pendant le temps
nécessaire, ce qu'on connaît à ce que, diminuant du quart,
du tiers, de moitié, la prise ou la cuillerée nutrimentive,
l'estomac digère encore assez bien, sa sécrétion normale
commençant à se refaire. Dans ces cas, les nutrimens peuvent être mêlés aux sauces, gelées, alimens ; on laisse
ainsi l'estomac agir dans la mesure de ses forces sur ces derniers, tout en fournisant à l'économie, à cause de ces nutrimens,
beaucoup plus de substances directement assimilables que
l'estomac, par son action sur ces mêmes alimens, n'aurait pu
lui en fournir.

11° On aidera l'estomac à sécréter en lui donnant des substances propres à activer sa sécrétion ; nous les ferons con-
naître dans un prochain mémoire : la cannelle, le vin de Bor-
deaux, en petite quantité, etc., sont dans ce cas ; mais il faut
se garder de le faire dans les cas où ces stimulans seraient
capables de fatiguer l'estomac encore trop faible.

12° Un bon moyen d'habituer, sans fatigue, l'estomac à
agir sans secours et naturellement, est de faire un repas sans
prise ou cuillerée nutrimentive, et l'autre avec ma méthode,
cas où l'on s'éclaire bien vite sur la valeur de celle-ci.

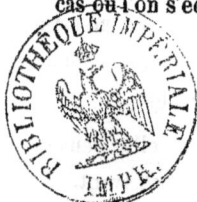

Paris.—Typographie Félix Malteste et Cᵉ, rue des Deux-Portes-St-Sauveur, 22.

OBSERVATIONS

PROPRES A DÉMONTRER L'EFFICACITÉ

DE LA

MÉTHODE NUTRIMENTIVE.

EXTRAIT D'UN MÉMOIRE

Présenté le 14 Février 1854, à l'Académie impériale de médecine.

————◆○◆————

Les expériences que j'ai rapportées dans le mémoire sur les alimens et les nutrimens, sont comme la *preuve physiologique* de la méthode nutrimentive ; les exemples d'application sur les malades qui suivent en forment la *preuve thérapeutique*.

Pour n'être accusé ni de partialité, ni d'aveuglement, je ne rapporte pas un seul fait de ma pratique, mais seulement des observations recueillies par des confrères éminens, qui commandent l'attention.

OBSERVATION I (1).

(Recueillie par le d^r A. GODART, m. cor. de l'Acad. impér. de méd., méd. du minist. des aff. étrang.)

Dyspepsie depuis quatre mois chez une jeune femme, pesanteur épigastrique, renvois, nausées, céphalalgie, constipation, alimentation restreinte. Depuis deux mois vomissemens presque après chaque repas. Taches d'érythème fugaces à la face, d'éphélides au cou et à la poitrine. L'usage du bismuth et de la morphine n'arrête que les seuls vomissemens. —*Usage des cuillerées nutrimentives.* Digestions faciles dès le premier jour et suppression des vomissemens, le bismuth n'est plus nécessaire. Suppression des taches de la face le troisième, des éphélides vers le quinzième. Retour de quelques accidens les deux fois que la malade ne prend pas de cuillerée nutrimentive, et pendant une grossesse d'un mois. Après la fausse couche la cuillerée redevient active, et bientôt la malade guérit.

(1) Je ne donne ici que les résumés.

OBSERVATION II.

(Recueillie par le docteur Vernois, médecin (par quart.), de l'Emp.
et de l'hôp. Saint-Ant.)

Jeune fille éprouvant, depuis longtemps, de la pesanteur à l'estomac,
du gonflement du ventre, du malaise, après le repas. Douleurs très vives
à la région épigastrique depuis dix jours. — La malade fait usage, trois
jours, de *prises nutrimentives*. Disparition immédiate des douleurs,
digestions faciles de viandes et de légumes. Les menstrues arrivent et,
pendant les quatre jours qu'elles coulent, le remède n'a plus d'effet;
les cinq jours qui suivent, le bon effet reparaît, et le treizième de la
médication, la malade, se croyant guérie ou du moins suffisamment sou-
lagée, suspend l'emploi des prises.

Ces deux observations montrent bien clairement que les
préparations nutrimentives font la digestion des malades qui
la faisaient mal.

Chez eux, en effet, la digestion ne redevient mauvaise que
sous deux influences :

1º Quand on supprime le remède, et chaque fois qu'on le
supprime avant la guérison complète.

2º Quand une autre cause que le défaut de principe digestif
se joint à celui-ci, ainsi quand les règles, une grossesse,
ajoutent une irritation (des membranes muqueuses et muscu-
leuses) à l'estomac; mais en disparaissant, elles laissent alors
l'action des préparations nutrimentives reprendre toute sa
vertu, car il n'y a plus, comme dans ces deux observations,
qu'un vice, le défaut de sécrétion.

On eût sans doute paré à cette cause autre en associant à la
médication nutrimentive, les médicamens propres (1) à calmer
l'irritation de l'estomac sympathique de l'état de l'utérus.

Ces deux observations montrent aussi que la médication

(1) Narcotiques, etc.

nutrimentive : 1º fait la digestion ; 2º fait disparaître les effets immédiats de l'indigestion (vomissemens, pesanteur épigastrique, malaise, céphalalgie ; 3º fait disparaître les effets médiats d'une digestion habituellement laborieuse, érythèmes, taches hépatiques, etc.) ; 4º enfin, peut suffire, en reposant l'estomac, à lui faire recouvrer ses forces, dès lors, recouvrer la sécrétion normale de son principe digestif, de manière à rendre désormais inutile le secours d'un principe digestif étranger.

OBSERVATION III (1).

Jeune femme atteinte de fièvre typhoïde et convalescente. La malade, à la suite (35me jour) d'une imprudence (ablutions froides), est prise de vomissemens verts, nausées, anorexie, perte progressive des forces ; je veux lui donner des prises nutrimentives pour y parer, l'alimenter et la soutenir, mais je tombe malade d'un érysipèle. (51me jour). On appelle un médecin homœopathe qui prescrit la diète absolue et des doses homéopathiques de noix vomique. La perte des forces fait de rapides progrès. Le 64me jour je suis rappelé, étant guéri. La malade ne pouvait soulever que le bras et les jambes et avec effort, sa voix était à peine perceptible, le pouls misérable, la peau froide. Je voulus tenter, dans ce cas extrême, l'usage des *prises nutrimentives*. Le premier jour deux potages passent bien, le deuxième jour deux potages et une demi-côtelette font de même, le troisième jour la côtelette fut mangée entière, il en fut de même pendant les cinq autres jours. La malade eut, tantôt un jour tantôt un autre, des vomissemens verts mais jamais ne vomit la moindre parcelle d'alimens. Elle avait repris quelque forces. Mais, à partir du 72me jour, l'appétit ne se développant pas, la malade se laissa aller à son éloignement pour la nourriture, reperdit ce qu'elle avait gagné de forces, et s'éteignit le 87me jour.

Cette observation est un triste exemple : 1º De l'impuissance *même d'une bonne* digestion et de l'inutilité de la formation de nutrimens, quand la perte des forces assimilatrices ne permet

(1) Docteur A. Godart.

plus à l'économie d'en profiter ; 2º de la responsabilité qui pèse sur les médecins qui, par septicisme ou insouciance, *négligent* trop longtemps l'emploi de moyens aussi rationnels que ceux qui font l'objet de ce mémoire.

Pour vivre il faut avoir des alimens, faire avec eux des nutrimens, assimiler ces nutrimens. Chaque jour qu'ils laissent perdre aux malades qui digèrent mal rapproche la perte des forces assimilatrices et avec elle la mort inévitable.

Le défaut d'alimens prolongé laisse perdre à l'estomac, par défaut d'exercice, sa fonction digestive, et alors, bien que les alimens soient repris, ils ne sont point digérés.

Le défaut de digestion prolongé, c'est-à-dire l'absence de nutrimens, laisse perdre à l'économie, par défaut d'exercice, ses fonctions assimilatrices, et bien que les nutrimens soient faits de nouveau, il ne sont point assimilés et la vie ne peut plus se prolonger.

Au contraire, si plus attentif ou plus habile, le médecin, lorsque ces forces assimilatrices ne sont point perdues encore, vient à temps présenter des nutrimens à l'assimilation, il refait les forces de l'estomac et le rend apte de nouveau à digérer et à faire vivre.

L'observation suivante donne à ces réflexions quelque nouvelle et encourageante lumière.

OBSERVATION IV (1).

Fièvre typhoïde ; convalescence longue et entravée. Jusqu'au 70ᵐᵉ jour, récidive de la fièvre et de la gastrodynie dès qu'on dépasse la dose de deux ou trois potages par jour. Ces accidens se renouvelant à chaque tentative, *usage des cuillerées nutrimentives*. Dès le premier jour, deux côtelettes sont ajoutées au régime, puis l'alimentation est rapi-

(1) Docteur A. Godart.

dement augmentée jusqu'à être normale. Vers le huitième jour de ce traitement, la dose nutrimentive peut être diminuée de deux cuillerées à bouche à deux cuillerées à café, puis à une seule, puis elle est supprimée. Depuis son usage, disparition de la gastrodynie, de la fièvre et de tout symptôme morbide. Guérison confirmée le 84me jour et le 14me de l'usage des cuillerées nutrimentives.

Dans toutes ces observations on voit les malades dont l'estomac était impropre (parce qu'il était impuissant à faire son principe digestif) à digérer, le faire parfaitement aussitôt qu'on y introduit les préparations nutrimentives.

Toutes ces observations et dans chacune, *chaque repas*, prouvent donc que les préparations nutrimentives sont bien aptes à opérer la digestion, à transformer les alimens en nutrimens.

Quelques observations montrent que tantôt ces préparations suffisent seules à guérir, tantôt ne suffisent point.

Dans ce dernier cas, cette médication peut permettre, à cause de la nutrimentation qui retarde la perte des forces assimilatrices, d'atteindre le moment ou l'application d'un traitement convenable pourra rappeler la sécrétion de l'estomac elle-même, et achever la guérison.

OBSERVATION V.

(Recueillie par le docteur Cusco, chirurgien des hôpitaux et hospices civils de Paris.)

M. L..., 27 ans. Appétit presque nul, nausées, vomissemens pendant l'état de vacuité de l'estomac. Digestions lentes, difficiles, constipation, douleur à l'hypochondre droit sans tumeur. Teint pâle, jaune, amaigrissement, tristesse. Pendant six semaines, usage d'une *cuillerée nutrimentive* avant chaque repas. *Amélioration incontestable,* consistant dans la diminution de la fréquence des vomissemens, l'accroissement de l'appétit, la facilité plus grande des digestions. Toutefois, la guérison est restée incomplète.

Une saison passée aux eaux de Vichy l'a complètement achevée (1).

Et encore, quand une maladie incurable et fatalement mortelle entraîne rapidement les jours des malades, il est possible, par une bonne digestion habituelle, de faire profiter l'économie du peu de forces assimilatrices qui lui restent, et de prolonger aussi loin qu'il est humainement possible de le faire la vie des malades.

Observation VI (2).

Mme B..., 46 ans. Après des chagrins, des hémorrhagies utérines persistantes, troubles gastriques depuis un an, digestions lentes, laborieuses, douloureuses, accompagnées de malaise, puis peu à peu, depuis six semaines, impossibilité de manger, de digérer même les plus légers alimens, sans des accidens et sans diarrhée, malgré une médication variée. Le 9 octobre, la malade tente de mâcher quelques bouchées de filet de bœuf. Diarrhée violente pendant trois jours. La malade est affaiblie à ce point, qu'elle ne peut changer seule de côté dans son lit. *Usage des cuillerées nutrimentives* (une par repas). Le premier jour, la malade reprend tellement d'appétit, qu'elle prend huit potages. Ils passent tous facilement, la diarrhée s'arrête. Le lendemain, on donne quatre potages et on ajoute une côtelette de mouton. Digestion parfaite. Le sixième jour, à ce régime on ajoute une deuxième côtelette. La malade a un appétit excellent, de bonnes digestions, et a repris assez de forces pour faire ses repas sur son séant, etc. Devant ce succès, je diminue peu à peu la force de la préparation nutrimentive, en donnant les mêmes alimens, mais tout le cortége des digestions laborieuses revient. On reprend les cuillères nutrimentives. Mais la reprise des forces n'est pas en rapport avec l'alimentation ; malgré l'usage des côtelettes et jusqu'au dernier jour, la malade s'affaiblit et s'éteint trois mois et demi après le début de la médication nutrimentive, qui avait été tentée au moment où je désespérais complètement de la malade. (A la fin de la maladie on constata nettement une tumeur épigastrique.)

Cette malade eût-elle été aussi loin si elle avait cessé dès les

---

(1) Nous reviendrons dans un autre lieu sur la manière dont les eaux de Vichy peuvent rétablir les fonctions sécrétoires de l'estomac.

(2) Docteur A. Godart.

premiers huit jours de digérer par les cuillerées nutrimentives, de faire des nutrimens, de soutenir par eux les derniers restes de vie ?

Il faut persister dans l'emploi de la méthode nutrimentive, car si la maladie est incurable et fatalement mortelle, on fournit à l'économie les moyens de résister.

Si la maladie, par occurrence, est capable de guérir sous l'influence d'un traitement quel qu'il soit, on aura, en soutenant autant qu'on pourra l'économie, gagné le temps pour l'atteindre ou conservé les forces pour le subir.

Je ne saurais donc que réprouver le défaut de persévérance des malades dont les observations suivent.

OBSERVATION VII (1).

Mᵐᵉ X..., 59 ans, d'une constitution fort détériorée, à peau jaune-paille, a depuis longtemps des digestions très difficiles et les signes rationnels d'un commencement de dégénérescence squirrheuse de l'estomac, sans tumeur perceptible.

Je la mets deux jours de suite à l'usage des *pilules nutrimentives*. Elle digère *beaucoup plus facilement* une côtelette et du beefsteak ; le troisième jour, la malade, qui n'aime pas à avaler des pilules, et d'ailleurs fort capricieuse, renonce à l'emploi de ce moyen. Il résulte néanmoins de sa déclaration spontanée, qu'elle avait éprouvé un bon effet du remède.

Voici un fait qui prouve combien l'état des malades change vite et considérablement quand, au défaut de principe digestif normal qui même ne se révèle pas par des troubles graves apparens, on supplée par l'usage des préparations nutrimentives, qui en fournissent à la place de l'estomac.

OBSERVATION VIII (2).

M. W. B..., avait subi des incisions, une suppuration longue et abon-

(1) Docteur Vernois.
(2) Docteur A. Godart.

dante dans un kyste qui occupait, depuis longtemps, une grande partie de la cuisse. M. B... fit usage des bains de mer et supprima un cautère qu'on lui avait mis vers le genou. Trois mois après, M. B..., sans cause apparente, perdit l'appétit, digéra lentement, eut de la diarrhée, perdit l'embonpoint et les forces. Il prit, avant chaque repas, *une prise nutri-mentive;* dès le premier jour, M. B... mangea plus, digéra bien. Chaque jour ensuite, l'appétit s'est développé et le malade est arrivé à prendre une quantité normale d'alimens, et cela environ en quinze jours.

L'observation qui va suivre va montrer que, chez une per-sonne soumise depuis longtemps à une mauvaise digestion, à une nutrimentation imparfaite, peut rétablir, pour un temps durable, ses bonnes digestions et ses forces, même après avoir fait un court usage de la méthode que je soutiens.

OBSERVATION IX.

(Recueillie par le docteur BOULU, méd. (par quart.) de l'Emp.).

Il y a deux ans, chez une jeune fille, fièvre typhoïde grave pendant quarante jours. Récidive de quarante autres jours pendant laquelle il y eut d'inquiétantes hémorrhagies intestinales. Depuis, appétit lan-guissant, tiraillemens d'estomac, douleurs plus vives et gonflement après le repas, très souvent des vomissemens; malaise, angoisse après dîner. Diarrhée ou constipation. Maigreur, décoloration, affaiblissement progressif. Usage du quassia, du bismuth, de l'eau de Vichy n'amendant que légèrement cet état. Usage pendant vingt-cinq jours d'une *pilule nutrimentive* à chaque repas. Dès les premières, les douleurs d'es-tomac disparurent, l'appétit se releva, la diarrée cessa, les digestions furent parfaites, et *profitèrent.* Le mieux continua à progresser, malgré la cessation du médicament, pendant six semaines encore. Des circonstances indépendantes de ma volonté firent cesser com-plètement l'usage des pilules nutrimentives. Aujourd'hui, huit mois après, la malade a toujours plus d'air de santé, de forces, d'embon-point, d'appétit qu'avant le début de ce traitement trop court, et ne vomit plus. Mais les digestions redeviennent difficiles et douloureuses.

OBSERVATION X (1).

Mlle Rose B..., depuis huit mois ne pouvait prendre d'alimens sans

(1) Docteur A. Godart.

douleur épigastrique et diarrhée intense. Les narcotiques, les astringens, les ferrugineux, le bismuth, etc., avaient échoué. La malade en était réduite à ne prendre que quelques potages par jour. Elle avait un teint mat et jaune, une maigreur très grande. Je craignais le développement d'une affection organique.

Je la mis, le 20 septembre 1852, à l'usage d'une *cuillerée nutrimentive* à chaque repas. Le matin elle dut prendre un potage, le soir un second avec une côtelette ou une aile de poulet. Pendant six jours, la malade eut des digestions beaucoup meilleures, quoiqu'elle n'eût pris, malgré ma prescription, qu'une demi-cuillerée à chaque repas. Quand je revis la malade, j'exigeai qu'elle prît, chaque fois, la cuillerée entière. Pendant huit jours elle le fait exactement, les digestions se font bien, sans douleur, sans gêne aucune à l'épigastre; il n'y a, en vingt-quatre heures, qu'une ou deux garderobes normales. Le 4 janvier, la malade ne prend pas de cuillerée à son repas. Aussitôt elle a du malaise épigastrique et de la diarrhée. Elle reprend les cuillerées nutrimentives pendant dix-sept jours, tout rentre dans l'ordre. Ayant repris des forces, une bonne figure, et ses occupations ordinaires, elle se croit guérie et cesse le traitement. Pendant huit jours, à part de légers malaises, elle va bien. Puis, le 1er février, elle a, la nuit, des douleurs abdominales, du gargouillement, un peu de fièvre, ce qui se renouvelle les nuits seulement. Le 7 elle a, de plus, de la diarrhée. On lui donne, pendant trois jours, de 40 à 10 centigrammes de sulfate de quinine contre l'intermittence. Et, pendant vingt, elle reprend l'usage des cuillerées nutrimentives à dose décroissante, puis elle peut cesser désormais d'en user, car elle revient à un état de santé qui ne se dément pas depuis un an.

Je ne pense pas qu'il puisse rester un doute sur l'utilité des préparations nutrimentives pour faire la digestion. Chaque repas fait avec elles, chaque repas tenté sans elles dans les observations précédentes, est là pour le prouver de la manière la plus saisissante.

Mais pour que, *seules*, elles réussissent à faire une digestion parfaite, non pas seulement au point de vue de la transformation des alimens en nutrimens, ce qu'elles font toujours, mais en même temps des sensations qui paraissent pendant cette digestion, il faut que l'imperfection de celle-ci prenne *principalement* sa source dans l'*insuffisance du principe diges-tif* sécrété dans l'estomac (1).

Si une autre cause, par exemple l'irritation sympathique de l'utérus (menstrues, grossesse) sur l'estomac s'y adjoint, pendant l'exercice de cette cause (obs. I et II), les préparations nutrimentives, quoique réellement actives pour transformer les alimens en nutrimens, pour faire l'acte essentiel de la diges-tion, ne suffiront point à empêcher les douleurs ou les vomis-semens, qui ne reconnaissent point pour origine le défaut de principe digestif.

Si cette cause étrangère, quelle qu'elle soit, peut être éteinte ou paralysée par une médication appropriée (narcotiques dans les cas de sensibilité exagérée de la membrane muqueuse ou d'excès dans la contractilité de la musculeuse; tétaniques, s'il faut réveiller la contractilité affaiblie de l'estomac), il faut la combattre.

En même temps, alors qu'on calmera les symptômes étran-gers, on opérera par les préparations nutrimentives la diges-tion des alimens, et on fournira des élémens aux forces assi-milatrices.

Quand on arrive au début des phénomènes de l'in-digestion habituelle, et qu'on doute, il faut d'abord essayer les prépa-rations nutrimentives seules, c'est la médication la plus pro-bante et la plus inoffensive;

Puis, si on échoue, les tétaniques seuls, qui montrent, par leurs succès, si c'est surtout l'inertie musculaire de l'estomac qui est en jeu.

---

(1) J'ai vu dans des cas où le défaut de principe digestif était le seul vice de la digestion, mais où l'estomac ne recevait pas depuis longtemps d'alimens, que le pre-mier jour, en donnant les prises ou les cuillerées, il y avait irritation produite, mais en associant les deux ou trois premières fois la médication à de légères doses narcotiques, le bienfait de la méthode nutrimentive paraissait alors complètement et permettait désormais d'abandonner les narcotiques.

Mais il ne faut guère débuter par les narcotiques seuls, car, masquant simplement les phénomènes, les alimens peuvent né point se digérer faute de principe digestif, et les forces assimilatrices, faute de nutrimens, se perdre, sans que l'estomac (baillonné pour ainsi dire par les narcotiques) révèle, par l'expression des souffrances, l'inanition activement, mais silencieusement destructive de la vie.

Les narcotiques étant associés aux préparations nutrimentives, ce grave danger disparaît en grande partie, puisqu'on est assuré que, quel que soit le mutisme de l'estomac, il y a bien réellement formation de nutrimens propres à être employés par les forces assimilatrices, c'est-à-dire digestion dans ce que celle-ci a d'important pour la vie.

Les préparations nutrimentives sont donc un *précieux moyen de diagnostic*, puisque, si elles réussissent seules, elles montrent qu'il n'y a qu'un vice de sécrétion, et que leur insuccès montre qu'il faut employer la médication narcotique ou tétanique, uniquement ou associée à la méthode nutrimentive.

On donne quelques centigrammes de noix vomique (contre l'inertie musculaire de l'estomac) ou de chlorhydrate de morphine (contre l'irritabilité), mêlés aux prises nutrimentives (on peut, soit isolément, soit ensemble, les envelopper dans du pain à chanter), si l'on prend les cuillerées ou les pilules, on fait avaler en même temps du sirop contenant ces médicamens ou leurs analogues.

Il va sans dire que chaque maladie réclame le traitement approprié à chacune, la méthode nutrimentive ne s'adresse qu'à la nutrition. Mais d'une manière générale, on doit n'employer ce traitement qu'avant les deux heures qui précèdent ou après les deux heures qui suivent le repas; car beaucoup de médicamens détruisent la vertu du principe digestif et des préparations nutrimentives.

Je le répète, la méthode nutrimentive, ayant, entre autres, pour but d'empêcher, par l'indigestion habituelle et l'inanition qui la suit silencieusement, d'*arriver au moment où la perte des forces assimilatrices ne laisse plus de ressources à la vie*, il ne faut pas que les médecins, qui tentent cette méthode, tardent et ne le fassent qu'après que, les forces étant perdues, il est trop tard.

Le mélange de faits tristes et heureux que j'ai rapportés, suffiront-ils à faire ouvrir les yeux, à faire employer la méthode *à temps, avec la persévérance, la coordination de moyens thérapeutiques et l'à-propos nécessaire*, ou l'oubli de tout cela laissera-t-il éteindre par des insuccès une œuvre utile (1)?

(1) Voir, pour les principales indications, le *Mémoire sur les alimens et les nutrimens*, présenté à l'Académie impériale de médecine, le 27 décembre 1853.

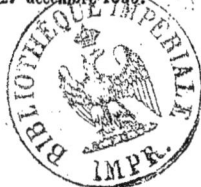

FIN.

PARIS. — TYPOGRAPHIE ET LITHOGRAPHIE FÉLIX MALTESTE ET Cie,
Rue des Deux-Portes-Saint-Sauveur, 22.

www.ingramcontent.com/pod-product-compliance
Lightning Source LLC
Chambersburg PA
CBHW060513210326
41520CB00015B/4216